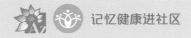

痴呆居家照护辅导
家庭照护者学习手册

主编　王华丽

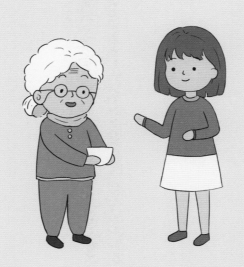

北京大学医学出版社

CHIDAI JUJIA ZHAOHU FUDAO——JIATING
ZHAOHUZHE XUEXI SHOUCE

图书在版编目（CIP）数据

痴呆居家照护辅导——家庭照护者学习手册 / 王华丽主编. —
北京：北京大学医学出版社，2020.11
ISBN 978-7-5659-2262-6

Ⅰ.①痴… Ⅱ.①王… Ⅲ.①阿尔茨海默病－护理
Ⅳ.① R473.74

中国版本图书馆 CIP 数据核字（2020）第 178258 号

痴呆居家照护辅导——家庭照护者学习手册

主　　编：王华丽
插　　画：吴　冲
出版发行：北京大学医学出版社
地　　址：（100083）北京市海淀区学院路 38 号　北京大学医学部院内
电　　话：发行部 010-82802230；图书邮购 010-82802495
网　　址：http://www.pumpress.com.cn
E－mail：booksale@bjmu.edu.cn
印　　刷：北京强华印刷厂
经　　销：新华书店
责任编辑：许　立　责任校对：靳新强　责任印制：李　啸
开　　本：880 mm × 1230 mm　1/32　印张：5　字数：104 千字
版　　次：2020 年 11 月第 1 版　2020 年 11 月第 1 次印刷
书　　号：ISBN 978-7-5659-2262-6
定　　价：40.00 元
版权所有，违者必究
（凡属质量问题请与本社发行部联系退换）

痴呆居家照护辅导
家庭照护者学习手册

顾　　问：于　欣

主　　编：王华丽

副 主 编：洪　立　马　莉

学术秘书：周舒艾君　夏梦梦

编　　者：（按姓氏拼音排序）

　　　　　洪　立　李　寒　李　涛

　　　　　李　霞　马　莉　王华丽

插　　画：吴　冲

第六次全国人口普查数据结果显示，中国老龄化进程逐步加快，全国老龄人口逾1.7亿，占13.26%。2019年国际阿尔茨海默病协会公布，全球有将近5000万痴呆患者。我国约有近1000万痴呆患者，这无疑已经成为我国老龄化社会的巨大挑战。关爱痴呆患者，为患者家属及其照料者提供辅导和精神关怀，是改善老年痴呆患者生活质量的重要举措。

我国当前用于痴呆医疗与照护的专业资源仍相当有限，大部分痴呆患者仍在接受居家照护。在社会服务资源不足的情况下，由北京大学第六医院王华丽医生带领的课题组总结近二十年痴呆医患家属联谊会的工作经验，获得北京市科委首都临床特色应用研究项目重点课题资助，建立了痴呆患者家属辅导与干预技术，在很大程度上提高了家属的照护技能，缓解其照护压力，为改进痴呆患者社区服务提供了科学的技术手段。

应广大家庭照护者及社区工作者的要求，课题组成员不断完善医院—社区—家庭结合干预技术操作手册，策划了"记忆健康进社区"系列丛书，共包括《痴呆基

础知识与筛查基本技能手册》《痴呆居家照护辅导——辅
导员工作手册》《痴呆居家照护辅导——家庭照护者学习
手册》《照护日记》四本书，为开展社区老年期痴呆筛
查、照护者干预与辅导等工作提供了非常实用的工具，
可进一步指导痴呆照料者综合干预技术在社区的推广
工作。

　　特别高兴看到北京市科委首都临床特色应用研究项
目资助课题取得如此丰硕的应用成果。衷心期望这套丛
书能让生活在社区的患者得到及时的诊断和治疗，享受
高质量的居家照护，从而达到更高的生活质量！

曹　巍

北京市科学技术委员会生物医药处

医药技术的进步固然有助于提升疾病的诊治水平，但是同样也会增加医疗成本的支出。无论发达国家还是发展中国家，医疗成本的上升速度都远远超过了社会财富的增加速度。因此，有人预言，21世纪的医疗发展呈现出逐渐以自我医疗（自我诊断与照料）为中心的趋势。而传播手段的日益贴身化，临床诊疗技术的数字化，都为自我医疗创造了条件。在"匿名戒酒协会"的"十二诫条"中有一句话叫"empower ourselves"。这个"empower"翻译成中文"用某种事或物来武装自己"最为贴切。这套系列丛书就是把防治痴呆、照护痴呆患者的复杂高深的医学知识用通俗易懂的语言传递给读者，"武装"他们的头脑，希望他们能够更好地预防痴呆，更早地发现痴呆和更好地在家庭中护理好痴呆患者。

做一个合格的医生，是要对他所诊治的每一个患者负责，认真做好临床检查，搜集相关信息，做出合理的临床诊断，谨慎制订治疗策略，仔细关注患者的结局。但是如果要做一名卓越的医生，就需要有更强的使命感和责任心，跳出个体患者的圈子，关心这一类患者的治疗现状、生存质量和疾病转归。北京大学第六医院的老年精神病学团队一直向卓越迈进，这套丛书，也是我们不断进步的一个见证。

于　欣
中国医师协会精神科医师分会首任会长
中华医学会精神医学分会　前任主任委员
WHO/北京精神卫生研究与培训协作中心主任

在中国老龄化加快进程中，全国痴呆患者人数已经达到1000万左右，而我国用于痴呆医疗与照护的专业资源仍相当有限。当前，大部分痴呆患者在家中接受照护，在社会服务资源不足的情况下，为家庭照护者提供照护技能、缓解照护压力，改善痴呆患者及其家庭的生活质量，则显得格外重要。

2000年，我第一次参加阿尔茨海默病（Alzheimer's disease, AD）国际大会，了解到照护者支持的重要性，回国后很快在导师舒良教授指导下组织开展了第一次AD医患家庭联谊会活动。从此，联谊会定期活动，为痴呆患者家属提供团体辅导。它不仅是照护经验交流的重要平台，也是照护压力疏泄的重要场所。20年来，这个平台为无数的家庭提供了高质量的辅导服务，我们的团队成员也积累了丰富的对于家庭照护者辅导的经验。

2011年，在北京市科委首都临床特色应用研究项目重点课题"老年期痴呆患者医院—社区—家庭综合干预研究"的支持下，团队成员在2010年出版的《聪明的照护者——家庭痴呆照护教练书》的基础上，提出"记忆健康进社区"的工作口号，并将多年来的实践经验整理成干预技术操作手册，在社区开展家庭照护者团体辅导试点工作，取得了积极的反响。

应广大家庭照护者及社区工作者的要求，团队成员完善了干预技术操作手册，策划了"记忆健康进社区"系列丛书。这套丛书共包括《痴呆基础知识与筛查基本技能手册》《痴呆居家照护辅导——辅导员工作手册》《痴呆居家照护辅导——家庭照护者学习手册》《照护日记》四本书，为开展社区老年期痴呆筛查、照护者干预与辅导等工作提供了非常实用的工具。

干预技术试点工作的执行与实施得到了北京大学第六医院于欣、王向群、李涛、李霞，记忆健康360工程洪立、燕青，北京市华龄颐养老年心理服务中心杨萍，北京市朝阳区第三医院马万欣，首都医科大学北京安贞医院贺建华、张娜，北京大学医学部社区卫生服务中心孙凌波、韩方群，北京科技大学社区卫生服务中心李素君、黄伟，清华大学社区卫生服务中心郝丽、吴丹，北京理工大学社区卫生服务中心刘海燕、辛彦君，丰台区铁营医院孙培云、李宁，北京语言大学社区卫生服务中心郭青、李倩，北京精诚泰和医药信息咨询有限公司武海波等机构和人员的大力支持，在此一并致以谢意！

这套丛书的策划、编辑以及出版工作得到了北京大学医学出版社许立老师的大力支持，特致谢意！

干预技术来源于记忆中心"AD医患家属联谊会"20年来工作的实践经验，对联谊会所有工作人员、坚持参加干预辅导的痴呆患者及其家属表示由衷的敬意和谢意！

最后，也特别希望这套丛书能让生活在社区的患者更早得到及时诊断和治疗，并有机会接受高质量的全程管理，减轻家属的照护负担，获得更好的生活品质！

特别鸣谢
北京市科委首都临床特色应用研究项目的资助！

王华丽

目录

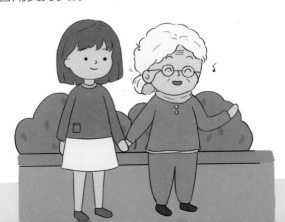

1. 本手册适用于针对早期和中期痴呆患者的家庭照护者进行培训。

2. 本手册与《聪明的照护者——家庭痴呆照护教练书》配套使用。

3. 建议采用团体辅导形式，每个辅导团体由1名辅导员、1~2名助手及4~8名家庭照护者组成。

工作人员职责分工如下：

辅导员 须接受"痴呆照护能力建设"全程课程学习，完成实践督导，取得"痴呆照护辅导员"资质，并使用《痴呆居家照护辅导——辅导员工作手册》进行规范化辅导工作。

助 手 在辅导员的指导下，协调现场工作。

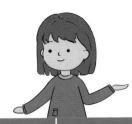

单元	主题	知识点
第一单元	做健康聪明的照护者建立照护信心	• 痴呆对家庭的挑战 • 家庭照护者支持团体活动的意义 • 照护者生存法则
第二单元	了解痴呆对患病老人的影响	• 痴呆的定义及主要病因 • 痴呆的药物治疗和服药管理 • 疾病的发展和各阶段的照护要点 • 痴呆对患者其他方面的影响 • 照护和支持痴呆亲人的十大技巧
第三单元	与患病老人建立有效沟通	• 痴呆患者常见的沟通障碍 • 建立有效沟通的基本方法 • 学习和实践"认可疗法"
第四单元	患病老人的日常生活照护	• 日常照护的重要原则 • 常见的生活障碍和照护方法

教程设置

单元	主题	知识点
第五单元	应对问题行为	• 什么是问题行为 • 为什么会发生问题行为 • 减少问题行为的发生 • 问题行为的照护步骤
第六单元	安排有意义的活动	• 什么是有意义的活动 • 设计和安排活动的原则 • 有意义的活动类型 • 认知激活活动
第七单元	营造良好的居家照护环境	• 居家环境对痴呆患者的意义 • 居家环境调整的原则 • 居家安全清单
第八单元	善用支持资源	• 照护者有权寻求支援 • 照护者的权利 • 课程总结

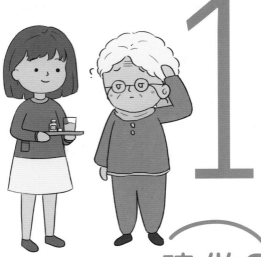

第一单元
做健康聪明的照护者
建立照护信心

痴呆对家庭的挑战

家庭照护者支持团体活动的意义

照护者生存法则

⊘ 我的任务

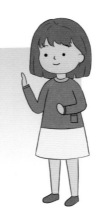

- 认识新朋友，也让他们认识我
- "记忆健康进社区"的意义
- 我要怎么做
- 在活动中学习、参与、分享
- 了解家庭作业

⊘ 让大家认识我

- 我的姓名
- 我希望大家怎么称呼我
- 我在照顾谁
- 知道亲人患痴呆后，我最大的担心是什么
- 我来参加活动，最想了解的是什么

⊘ 痴呆对家庭的挑战

- 当痴呆侵犯到您这个家庭时，您需要完成角色的转换——从亲人，转变为照护者。
- 当您突然成为照护者的时候，担心、焦虑、害怕、甚至是恐惧，都是正常的感受。

痴呆的照护负担

■ 痴呆一直是世界公认的，_____最为沉重的疾病之一，也是导致老年人_____和生活不能_____的主要疾病之一。

■ 由于患者逐渐丧失_____能力和_____能力，身体逐渐衰弱，而且还伴随一些_____症状，所以痴呆患者所需要的照顾时间和强度，要远远高于正常老人。

■ 痴呆患者的平均生存期，少则几年，多则十年十几年，有的甚至超过二十年。患者的病情会逐渐发展，直到_____。这意味着照顾痴呆患者是一个长期的艰巨的任务。

家庭照护者的压力

生理压力

■ 睡眠不足　　　　　　　■ 体力不支
■ 免疫系统较弱　　　　　■ 健康越来越差，容易生病
■ ……………

情绪压力

- 失落、悲伤
- 紧张、焦虑
- 挫折感
- 孤独感

- 生气、烦躁、愤怒
- 压抑、抑郁
- 负罪感
- ···········

经济压力

- 治疗费用
- 因为照顾家人而减少收入
- 雇用保姆或护工的费用
- 有形无形的各类开销

- 机构长期照护费用
- ···········

社会压力

- 病耻感
- 道德压力

- "异类"的眼光
- ···········

⊘ 家庭照护者支持团体活动的意义

- 帮助您成为一名健康而快乐的照护者。
- 掌握照护痴呆患者的方法，逐渐增加信心，减轻照护压力。
- 让您和患病的亲人都生活得更好一些。

⊘ 团体活动主要内容

1. 做健康聪明的照护者，建立照护信心。
2. 了解疾病知识，以及疾病给患者所带来的影响。
3. 与痴呆患者建立有效沟通的原则和方法。
4. 日常照护的原则和技巧。
5. 为患病亲人安排有意义的活动。
6. 应对问题行为。
7. 保证居家环境安全。
8. 善用资源，以及维护照护者的权利。

⊘ 希望您做什么

1. 积极参与 　　　　　　2. 积极实践

⊘ 我的目标

- 成为一个＿＿＿＿＿＿＿＿、＿＿＿＿＿＿＿＿的家庭照护者，掌握疾病知识和照护技能，善于运用＿＿＿＿＿＿＿＿；
- 对自己充满＿＿＿＿＿＿＿＿，相信自己能为患病的亲人提供最温暖、最贴心的照护；
- 减少护理工作中的＿＿＿＿＿＿＿＿，减轻照护＿＿＿＿＿＿＿＿，带来成就感；

● 在未来的生活里，让我和患病的亲人都过得更好
一些。

⊘ 照护者生存法则

〔情景模拟讨论——遭遇飞行事故〕

假设现在，您和您照顾的患者都坐在飞
机上。这时候，机长和乘务人员突然紧急通
知，飞机遇到雷电，氧气面罩全部放下来了。
在这个紧急时刻，您会怎么做？

● 把氧气面罩第一时间给患者戴上
● 第一时间先给自己戴上氧气面罩

■ 选择的理由是什么呢？

■ 听听辅导员怎么说?

照护者生存法则

- 把我的健康列为重要事项
- 在我需要的时候寻求帮助
- 参加患者家庭俱乐部或类似的支持团体
- 每天都要休息
- 保持和朋友们的交往
- 保持我的兴趣爱好
- 保持幽默感
- 庆祝自己做得好的地方
- 健康饮食
- 能多锻炼就多锻炼
- 不舒服要去看医生
- 处理好法律和财务问题
- 坦然过好每一天

⊘ 分享与讨论

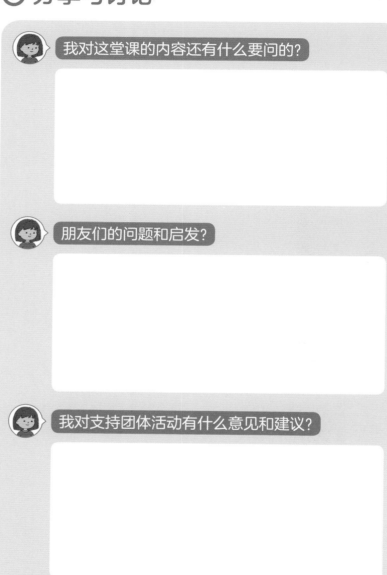

我对这堂课的内容还有什么要问的?

朋友们的问题和启发?

我对支持团体活动有什么意见和建议?

⊘ 家庭作业

1. 复习
   - 浏览您今天的笔记
   - 熟悉"照护者生存法则"
2. 熟悉辅导材料的使用
   - 熟悉学习手册中课堂笔记的填写
   - 阅读《聪明的照护者——家庭痴呆照护教练书》一书
   - 熟悉照护日记的填写方式
3. 填写照护日记
4. 下一课预习——阅读《聪明的照护者——家庭痴呆照护教练书》
   - 第3页　　什么是痴呆
   - 第4页　　什么是阿尔茨海默病
   - 第9页　　分阶段的照护训练
   - 第17页　　痴呆悄悄来了
   - 第26页　　认识您的对手：痴呆早期
   - 第31页　　带亲人就诊
   - 第51页　　痴呆有药可治吗
   - 第93页　　了解您的对手
5. 案例讨论准备
   观察或回忆您是如何发现亲人患病的蛛丝马迹的
6. 下一课的必带物品
   - 《聪明的照护者——家庭痴呆照护教练书》
   - 照护日记　　■ 学习手册　　■ 笔

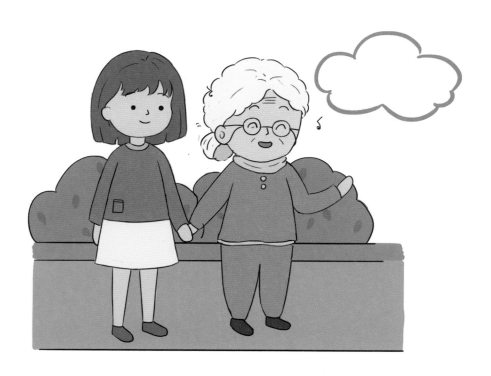

下次活动再会~~

记得，做健康聪明的照护者！

🗓 时间：

📍 地点：

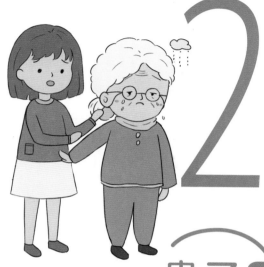

2

了解痴呆对患病老人的影响

痴呆的定义及主要病因

痴呆的药物治疗和服药管理

疾病的发展和各阶段的照护要点

痴呆对患者其他方面的影响

照护和支持痴呆亲人的十大技巧

☑ 我今天的任务

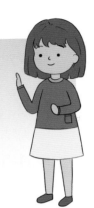

- 分享亲人的疾病症状
- 了解痴呆的定义、病因、病程发展
- 学习痴呆对患者认知、心理、行为的影响
- 照顾和支持患病亲人的十大技巧
- 在学习中积极参与和分享

☑ 大家的分享

 请您和大家一起分享，您是怎样发现亲人患病的

 其他朋友对您有所启发的经历

⊘ 痴呆的定义

医学对于痴呆的定义是：

- 以＿＿＿＿＿＿和＿＿＿＿＿＿功能损害
  为特征的一系列＿＿＿＿＿＿；
- 其损害的程度足以影响患者的＿＿＿＿＿
  和＿＿＿＿＿＿能力。

同时符合这两点的，才可以被定义为痴呆。

——《聪明的照护者——家庭痴呆照护教练书》第3页

⊘ 导致痴呆的主要病因

请您先填写这个表单

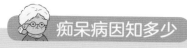

痴呆病因知多少

1. ＿＿＿＿＿＿病是导致痴呆的最主要病因，
   占所有痴呆的＿＿＿＿＿＿%以上。
2. 导致痴呆的第二大病因是＿＿＿＿＿＿。
3. 其他痴呆的类型有＿＿＿＿＿痴呆、＿＿＿＿
   ＿＿＿痴呆、＿＿＿＿＿＿痴呆等。

了解阿尔茨海默病

- ＿＿＿＿＿＿＿＿＿病，是导致痴呆的最主要病因，占所有痴呆的＿＿＿＿＿%以上。与＿＿＿＿＿＿＿＿病混合的痴呆，占所有痴呆的＿＿＿＿＿%以上。

- ＿＿＿＿＿＿＿＿＿病是致命的脑部神经退行性疾病。它破坏＿＿＿＿＿＿＿＿，也就是脑细胞，导致＿＿＿＿＿＿＿＿、认知、思考和＿＿＿＿＿＿＿＿能力出现异常，严重影响患者的工作和生活，最终，导致机体丧失功能。

- 这种疾病由德国精神科医师阿尔茨海默在＿＿＿＿＿年发现，所以被称做＿＿＿＿＿＿＿＿病，简称AD。

- 由于神经元的变性，阿尔茨海默病患者的大脑会出现两种典型的病理性改变——β-淀粉样斑块和神经原纤维缠结。

- 阿尔茨海默病会导致大量＿＿＿＿＿＿＿＿的死亡和脑组织的损失。患者大脑会出现广泛的弥漫性的萎缩，大脑逐渐失去正常功能。

- ＿＿＿＿＿＿＿＿增长是阿尔茨海默病最大的风险因素。绝大多数AD患者都是超过65岁的老人。而且，年龄越大，得病的风险就越＿＿＿＿＿。65岁之后，患AD的可能性每5年增加＿＿＿＿＿倍；80岁以后，大约有＿＿＿＿＿%以上的老年人会患AD；85岁之后，这种风险接近＿＿＿＿＿%。

了解血管性痴呆

■ 血管性痴呆，简称VD，是导致痴呆的第二大病因。占 _____%左右。

■ 如果血管性痴呆和阿尔茨海默病或者其他类型的痴呆混合在一起发病，就称为"_____"。

■ 血管性痴呆是一系列的_____、_____ 引起大脑细胞死亡而导致的。

■ 血管性痴呆的发病时间和血管病变、中风的时间相关。根据统计，VD的发病时间总体上要比AD早，不少患者_____多岁就开始发病了。

其他类型的痴呆

其他类型的痴呆有路易体痴呆、额颞叶痴呆、帕金森病痴呆等。这些都是由大脑的神经病变引起的。症状有的和AD相似，有的则有它自己的特点。

痴呆诊断标准

国际上对阿尔茨海默病、血管性痴呆、路易体痴呆、额颞叶痴呆、帕金森病痴呆等都有明确的诊断标准。

诊断应该在专业医疗机构的_____进行，明确病因才能对症治疗。了解更多请参考《聪明的照护者——家庭痴呆照护教练书》。

⊘ 痴呆的药物治疗和服药管理

1. 没有"可以治愈痴呆"的药物神话。
2. 痴呆的治疗药物必须由医生以＿＿＿＿＿＿＿形
   式开出。
3. 照护者要为患病亲人做好药物管理。

- 把家里的药品都收在安全的地方，不要让患者随
  意拿到，以免患者误服药物；
- 监督患者每天的服药，做好服药记录。

⊘ 疾病的发展和各阶段的照护要点

您照顾的亲人处于疾病的哪个阶段？

阿尔茨海默病和大部分的痴呆，根据病情的进程，大致
可以划分为三个阶段：

- 早期，疾病的＿＿＿＿＿＿＿状态
- 中期，疾病的＿＿＿＿＿＿＿状态
- 晚期，疾病的＿＿＿＿＿＿＿状态

不同阶段的典型症状

看看您所照顾的亲人，已经出现了哪些症状。

痴呆早期	痴呆中期	痴呆晚期
典型症状		
■ 很难想起近期的事情和谈话	■ 行为出现问题，如易怒、多疑、恍惚、重复、幻觉等	■ 不能沟通
■ 很难记住月份或星期	■ 语言表达和理解更加困难	■ 不能辨认人、地方和物体
■ 失去财务管理的能力	■ 空间方位感有问题	■ 不能自己照料自己
■ 置身于社交环境之外，或对之表示冷漠	■ 丧失阅读、写作和计算能力	■ 丧失行走的能力
■ 做饭和购物变得越来越困难	■ 失去协调能力	■ 肌肉可能萎缩
■ 判断力差，难以作出明智决定	■ 需要每周7天，每天24小时的不间断监护	■ 吞咽可能困难
■ 容易遗失物品	■ 有时会无法辨认家人和朋友	■ 可能发生痉挛
	■ 在原本熟悉的环境中可能迷失方向	■ 体重下降
		■ 大部分时间用于睡眠
		■ 可能表现出需要吮吸物品
		■ 大小便失禁

不同阶段的照护重点

■ 早期照护重点：尽量发挥患者仍然＿＿＿＿＿＿＿的能力，
延缓疾病的＿＿＿＿＿＿＿和功能的＿＿＿＿＿＿＿。

■ 中期照护重点:

1. 照顾患者的＿＿＿＿＿＿＿障碍。
2. 避免和患者发生冲突，预防和应对他们的＿＿＿＿＿＿＿＿＿行为。

■ 晚期照护重点: 照顾患者的基本生活需求和生理机能，减少＿＿＿＿＿＿＿＿，让患者生命的后期尽量保持＿＿＿＿＿＿＿＿和＿＿＿＿＿＿＿＿。

⊘ 痴呆对患者认知功能的影响

痴呆对患者造成的最大影响是＿＿＿＿＿＿＿的损害。这种损害会随着病程的发展而越来越严重。

认知功能都包括哪些能力

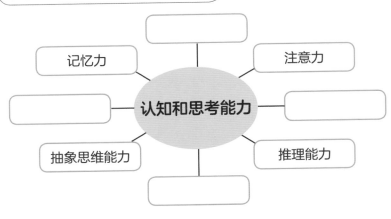

认知功能受损的典型表现

记忆力受损

- 痴呆的早期，患者的 _____ 记忆受损，但 _____ 记忆还保留得很好。

- 痴呆的中期，_____ 记忆和 _____ 记忆都会受到损伤，并影响到基本的日常生活。发展到后来，甚至不认得自己的亲人。

- 痴呆的晚期，患者的大脑已经遭受到严重损害。患者可能连自己是谁也不记得了。

语言能力受损

- 痴呆会逐渐地摧毁一个人的语言和 _____ 的能力。

判断能力受损

判断力的下降乃至丧失会给患者带来重大改变：

- 没有 _____ 观念。"在痴呆患者的世界里，已经没有对与错"。

- 判断力下降，会给患者带来 _____。

推理能力受损

■痴呆会逐渐摧毁患者的推理能力。患者变得
_____了。

注意力、组织能力受损

■注意力受损，患者很难_____在一件事情上；
■组织能力受损，患者很难有条不紊地完成一件比较
复杂的事情。

当注意力和组织能力受损，在生活上就会表现为
_____能力越来越差，需要照护者越来越多的
帮助。

抽象思维能力下降

抽象思维能力在疾病的_____就已经开始被
破坏。抽象思维能力下降，对患者生活会带来这样的
影响——

■一切都在当下。_____和顺序都没有意义了。
患者认定了"这里"和"现在"，对"过去"和
"_____"的概念逐渐模糊。
■忘却_____和事物之间的关联。很多患者都会
叫错人。
■_____概念变得模糊。患者很容易就迷路了。

感知能力下降

随着病情进展，患者会在＿＿＿＿＿＿和分辨事物方面，经常犯错误。

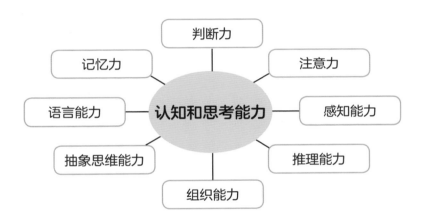

某一位阿姨，老伴被诊断为AD。老先生原先是在大学任教，以往待人接物都彬彬有礼。但是得了痴呆以后就发生了很多变化。比如，老先生好像不懂礼貌了。如果有客人来家里，他不会和客人打招呼，客人离开，他也爱答不理的，不和对方道别；有时候阿姨带他去院子里遛弯，熟人过来问好，老先生会很直接地说："你是谁？我不认识你。"这样就搞得阿姨特别尴尬。

阿姨有时候会去纠正老伴儿，比如，让他和客人打招呼，让他和熟人问好。但是老先生根本不配合，有时候还和阿姨发脾气，弄得阿姨很苦恼，很怕再和原来的老同事、老朋友们交往了。

如果我就是这位照护者，我会怎么做呢？

别的朋友的意见给我的启发

照护者应该怎么做

■ 真正接受亲人得病的事实，不对症状表现进行对错评判

　　　　"在痴呆患者的世界里，已经没有对与错。"

■ 理解患病亲人的行为举止，予以体谅和支持

■ 让亲友、邻居了解家里有病人

您把亲人得痴呆的事情告诉自己的亲友和邻居了吗？
他们的反应是什么？

⊘ 痴呆对患者其他方面的影响

行为和心理问题

■ 痴呆患者典型的行为症状可能包括：烦躁不安、
激越、尖叫、＿＿＿＿＿＿＿＿、咒骂、乱藏东西、
＿＿＿＿＿＿＿＿、不当行为、性失控、跟脚等。
■ 心理症状可能包括焦虑、＿＿＿＿＿＿＿＿、幻
觉、妄想、＿＿＿＿＿＿＿＿等。

这些行为和心理问题会在病程的不同阶段出现。

总体而言，大约有＿＿＿＿＿＿%的痴呆患者会出现行为和
心理问题，给照护者带来极大的困扰。

痴呆患者常见的身体问题

痴呆患者常见的身体问题有：

■ 感冒发热   ■ ＿＿＿＿＿＿＿＿＿
■ 脱水   ■ 便秘
■ ＿＿＿＿＿＿＿   ■ 感染
■ 其他老年人常见的身体疾病，如心脑血管病、
＿＿＿＿＿＿＿＿、骨质疏松症等。

痴呆患者的躯体疾病，有可能会导致患者更多的意识混乱和＿＿＿＿＿＿＿。而且，痴呆患者没有办法准确描述自己到底什么地方不对劲了。这给照护者加大了照护难度。

如果患者出现明显的身体机能衰退和认知功能的混乱，请您尽快带患者去医院检查，并接受必要的治疗。

☑ 疾病知识小结

- 痴呆不是＿＿＿＿＿＿＿的一部分。痴呆是由疾病造成的。
- 痴呆是渐进衰退的，绝大多数痴呆都＿＿＿＿＿＿。
- 导致痴呆最主要的病因是＿＿＿＿＿＿。＿＿＿＿＿＿＿是阿尔茨海默病的第一风险因素。＿＿＿＿越大，得阿尔茨海默病的风险越高。
- ＿＿＿＿＿＿＿是导致痴呆的第二大病因。要保护心脑血管系统的健康，减少患病风险。
- 诊断应该在专业医疗机构的＿＿＿＿＿＿进行。药物都应该由医师以＿＿＿＿＿＿形式开出。
- 目前的痴呆治疗药物都是＿＿＿＿＿＿治疗。没有药物能＿＿＿＿＿＿或者＿＿＿＿＿＿痴呆。
- 痴呆的发展大致可以分为早期、中期、晚期；疾病也可以分为＿＿＿＿＿＿。
- 随着疾病的发展，患者会发生＿＿＿＿＿＿、

出现＿＿＿＿＿＿＿问题，身体也会逐渐衰弱，
最后会丧失全部机能，直至死亡。

■ 认知功能包括记忆力、语言能力、＿＿＿＿＿＿、
判断力、＿＿＿＿＿＿＿、感知能力、推理能力、
组织能力等。而痴呆会逐渐摧毁所有的认知能力。

■ 总体来说，＿＿＿＿％的痴呆患者会出现行为和心
理问题。大部分的问题行为会出现在＿＿＿＿＿＿
＿＿＿＿＿＿。

■ 痴呆患者的躯体疾病，有可能会导致患者更多的意
识模糊和＿＿＿＿＿＿＿。

■ 痴呆患者常见的身体疾病主要有：感冒发热、
＿＿＿＿＿＿、 脱 水、 便 秘、＿＿＿＿＿＿＿＿、
＿＿＿＿＿＿＿＿，以及老年人常见的疾病，如心脑
血管病、＿＿＿＿＿＿＿＿、＿＿＿＿＿＿＿＿等。

✅ 照护和支持痴呆亲人的十大技巧

1. 任何沟通，都从倾听开始　对于患病亲人来说，
   我的倾听等于在告诉他/她："您对我来说很重
   要，我从心里在乎您！"

2. 让沟通变得更容易
   ■ 放慢说话的速度，等待他/她的回应
   ■ 说话要简单，句子要短

- 直接说出明确的人或事
- 用手势来帮忙表达我的意思
- 保持微笑

3. 让亲人保持和外界的接触。

4. 令人安慰的抚触。

5. 允许患者有心情不好的时候。

6. 鼓励患者回忆。

7. 不要急着给出意见。

8. 理解和认可患者的感受。

9. 找出我能和他/她一块儿做的事情。

10. 与专业人员交流。

⊘ 我要说说

 我对这堂课的内容还有什么要问的？

朋友们的问题和启发?

我对支持团体活动有什么意见和建议?

⊘ 家庭作业

1. 复习
   - 熟悉痴呆对患者的影响
   - 熟悉"照护和支持痴呆亲人的十大技巧"
2. 填写照护日记——很重要!
   - 下一课,分享您的"开心一刻"!
3. 下一课的预习和准备——阅读《聪明的照护者——家庭痴呆照护教练书》
   - 第69页　改变和她的交流方式
   - 第105页　调整和她的交流方式
   - 第177页　小结:顺势而为,从容面对
4. 案例讨论准备
   - 您和您照顾着的亲人发生交流上的障碍了吗?
     您是怎么处理的?结果怎么样呢?

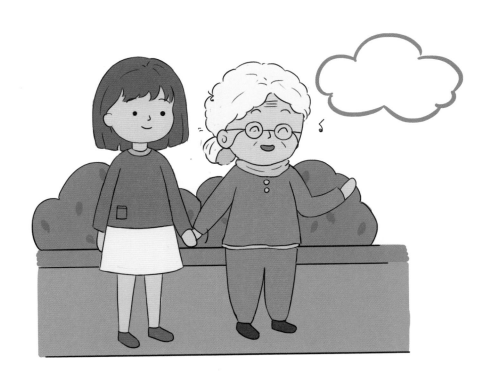

下次活动再会~~
记得，做健康聪明的照护者！

📅 时间：＿＿＿＿＿＿＿＿＿＿＿＿＿＿＿
📍 地点：＿＿＿＿＿＿＿＿＿＿＿＿＿＿＿

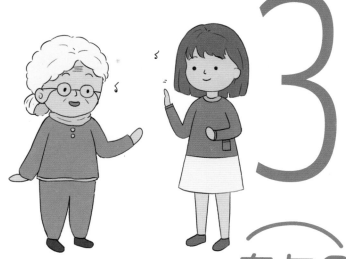

3

第三单元

与患病老人建立有效沟通

痴呆患者常见的沟通障碍

建立有效沟通的基本方法

学习和实践"认可疗法"

⊘ 我今天的任务

- 和朋友们分享"开心一刻"
- 学习如何与患病亲人建立有效沟通
- 积极参与讨论和情景模拟
- 了解家庭作业

■ 朋友们的"开心一刻"

⊘ 痴呆患者常见的沟通障碍

分享

您现在和家里的患者有没有交流上的困难？和大家分享一下吧！

常见的沟通障碍——我遇到了吗？

下面列出了痴呆患者常见的一些沟通障碍，您可以对照您所照顾的亲人，看看他/她是不是已经发生了这样的问题。如果已经发生了，您可以在您的手册上打个"√"。

- 找不到合适的词儿来表达自己的意思
- 交流速度缓慢，有的时候会中断
- 交谈的时候，跟不上别人的思路，我说东，他/她说西
- 话说了一半儿，却想不出来接下来该说什么
- 难以理解别人说话的意思
- 难以清楚地表达自己的想法
- 长时间谈话时难以专注，很容易转移注意力
- 容易受到周边噪音的影响，比如，电视、电话、孩子的嬉戏等，没有办法专注于谈话本身
- 重复提问，或者反复讲述同一个故事
- 有时候，说话会不假思索地冲口而出
- 对交谈者说话声音的音量、腔调非常敏感
- 因为沟通受阻而逐渐沉默，不爱说话
- 因为沟通受阻而发脾气，埋怨是别人造成了这种问题
- 叙述的事情是不真实、不正确或者压根儿不存在的
- 语言变得很简短，用词丢三落四
- 说话含混不清，令人难以理解
- 无法说话，交流只能依靠几个简单的词儿和手势

理解痴呆患者的沟通问题

1. 痴呆损伤了亲人的沟通能力

- ＿＿＿＿＿＿＿＿＿受损，导致患者很难跟得上和别人的谈话；
- ＿＿＿＿＿＿＿＿＿下降，很难专注在谈话上；
- 痴呆导致＿＿＿＿＿＿＿＿＿，引起沟通障碍；
- 患者的心理和情绪容易波动，一旦沟通遇到挫折，就会容易引发情绪问题，甚至引起更激烈的＿＿＿＿＿＿＿＿＿＿＿＿，比如骂人、打人。

2. 沟通不畅也有照护者的因素

- 说话速度太快
- 说话太复杂
- 态度不耐烦
- 和患者较真儿

我的思考
- 当和亲人发生交流障碍的时候，有没有我自己的问题呢？

■ 当时的后果是什么?

■ 以后我会怎样改进呢?

⊘ 建立有效沟通的基本方法

有效沟通方法自查表 （在您已经做到的地方打个"√"）

编号	方法	我能做到!
1. 接近患者，建立友爱的关系		
1-1	总是从正前方接近他/她	
1-2	保持眼神的接触	
1-3	亲切地称呼他/她	
1-4	说话的语气很温和	
1-5	语速比较慢，好让他/她能听清楚	
1-6	说话音量合适，声音大到让他/她能听到，但也不会因为过大而吓到他/她	
1-7	保持友好的身体语言，保持微笑，不在他/她面前交叉双臂	
1-8	抚触、搀扶、引导，动作温和，让他/她放松，并且感受到我的善意	
2. 更好地倾听		
2-1	总是从正前方接近他/她	
2-2	他/她想和我说话的时候，我会停下手里的事情，面向他/她，耐心仔细地听	
2-3	留给他/她充足的时间，让他/她能够从容地表达自己的意图	
2-4	我不会表现出不耐烦，或者催促他/她快点说	

续表

编号	方法	我能做到！
2-5	如果他/她说不出来某样东西，我可以请他/她指给我看	
2-6	一旦搞明白他/她的意思，我会向他/她微笑点头，鼓励他/她	
2-7	如果他/她用错了词儿，或者不能找到一个合适的词语来表述，我会尽量猜一下他/她想说什么	
2-8	如果我猜到他/她想表达哪个词，会问问他/她是不是想说这个词。但我不会抢话，不会让他/她感觉不舒服	
2-9	注意观察他/她的身体语言，揣摩他/她试图表述的意图或感受	
2-10	如果他/她表现出着急或者烦躁，我会告诉他/她，别着急，没关系的	
3. 更好地表达		
3-1	说话的声音合适，语速放慢，让他/她能听清楚	
3-2	语调保持亲切温和	
3-3	说话的时候，我会用眼睛一直友善地看着他/她	
3-4	说话要简单，一次不会说很多内容，好让他/她能跟上	
3-5	使用简单、容易懂的词，好让他/她理解我的意思	
3-6	不使用抽象的字眼	

续表

编号	方法	我能做到！
3-7	留给他/她充足的时间去理解我的话，并且做出回应	
3-8	如果他/她没办法理解我说的某样东西，我会直接指给他/她看	
3-9	一次只问他/她一个问题，然后耐心地等待他/她的回答	
3-10	如果我已经和他/她说过一遍，但是他/她没听明白，那么，我会耐心地重复说给他/她听，并留给他/她更多的反应时间	
3-11	交谈的时候，我会留心观察他/她的注意力。如果发现他/她分心了，我会轻拍他/她的手臂或后背，让他/她把注意力重新集中到我这里来；或者，干脆带他/她去做点别的有意思的事儿	

☑ 学习和实践"认可疗法"

● 您在阅读教练书的时候，对认可疗法有什么印象吗？

认可疗法的背景

■ 德国社工纳奥米·费尔从20世纪80年代就开始创建

■ 适用于有_____的老人

■ 近40年来在发达国家超过10 000个的老年护理机构得到应用

什么是认可疗法?

认可疗法是与有认知功能障碍的老人进行沟通,并且为他们提供帮助的方法。这是一种很实用的工作方法,有助于降低＿＿＿＿＿＿＿和＿＿＿＿＿＿＿双方的压力,维护患者的尊严,促进患者的＿＿＿＿＿＿＿。

从案例中学习

老尹(尹奶奶),88岁。她60岁的女儿小丽在照顾她。随着病情发展,尹奶奶有时候脾气会变得很不好,常批评小丽:"你怎么现在这么胖,这么难看啊!"而且坚持说小丽就是她的妹妹红妹。

可事实上,红妹已经去世很多年了。红妹和尹奶奶小时候一起长大,感情很好;她去世的时候尹奶奶曾经很伤心,难以接受红妹已经过世的事实。

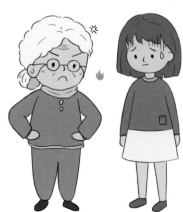

如果您是小丽，您会怎么做呢？请您选择一个答案

- 耐心告诉尹奶奶："您弄错啦，我是您的女儿小丽，不是红红阿姨。红红阿姨已经去世好久了！"
- 轻言细语地告诉尹奶奶："您说的对，我是红妹，我比过去是胖了好多！

现在，我们进行角色扮演，玩一次情景吧！
- 观察记录

- 辅导员点评

认可疗法实践者的做法

1. 冷静下来，理解是＿＿＿＿＿＿导致了这种状况。
2. 肯定患者的感受。
3. 倾听和交谈。

认可疗法的沟通技巧

1. 保持＿＿＿＿＿＿，尝试用老人的眼睛来看世界。
2. 尊重和关注患者的＿＿＿＿＿＿，而不是事实本身。当患者感受到被尊重和体谅时，和照护者之间的＿＿＿＿＿＿就建立起来了。
3. 给痴呆老人提供一个表达的机会。

患者已经不能真实可靠地表达自己的感觉和需要，但是，他们依然渴望表达，渴望得到别人的＿＿＿＿＿＿和＿＿＿＿＿＿。

认可疗法就是一种特殊形式的聆听，照护人员要做到的是耐心细致、不＿＿＿＿＿＿，并且对老人表达的感觉持开放态度。

当患者的痛苦或者焦虑、悲伤等负面情绪能够通过表达而宣泄出来，他/她的＿＿＿＿＿＿就会减轻；相反，如果照护者忽视甚至压抑了患者的表达，＿＿＿＿＿＿就会被加重，甚至引发更严重的行为和＿＿＿＿＿＿。

4. 接受痴呆老人现在的模样，不要尝试去＿＿＿＿＿＿＿＿他们，而是尝试去＿＿＿＿＿＿＿＿＿和帮助他们，满足他们所表达的需要。

   照护者要永远记住，"在痴呆患者的世界里，已经没有对和错"。"接受，而不是去改变"，这将有效减少未来照护工作中的很多摩擦。

5. 不要任意哄骗老人。有认知功能障碍的老人可以活在多个＿＿＿＿＿＿＿＿＿层面上，而且经常并存。

   因此，对于认可疗法的实践者来说，他们从不向老年人说谎，就因为他们了解，在某些层面上，老人其实知道＿＿＿＿＿＿＿＿＿是什么。

认可疗法的良好效果

- 患者可以更多地进行语言和非语言的＿＿＿＿＿＿＿＿＿
- 患者常常可以更多、更好地参与＿＿＿＿＿＿＿＿＿，减少离群的情况
- 患者表达的不安、焦虑、愤怒等＿＿＿＿＿＿＿＿＿减少
- 患者哭泣、走来走去、敲打东西的次数减少
- 有的患者会恢复一些＿＿＿＿＿＿＿＿＿
- 患者时间、空间＿＿＿＿＿＿＿＿＿的衰退会减慢
- 患者对现实的知觉得以改善，虽然这并非是验证疗法的目标
- 患者的＿＿＿＿＿＿＿＿＿感得以提高
- 患者表现出更好的＿＿＿＿＿＿＿＿＿控制能力

照护者从认可疗法中也能有很大受益——

- 在照顾痴呆患者的工作中，感觉到自己处理困难状况的能力有所提高，挫折感降低
- 和患者的冲突减少了，自己身心疲惫的感觉也就减少了
- 有更多的成就感和满足感

案例讨论

　　老孔（孔奶奶），90岁的阿尔茨海默病患者。丈夫早年过世。林萍是她的女儿，负责照顾母亲。

　　孔奶奶经常藏东西。她自己把相册和首饰都藏起来，然后指责女儿扔掉了她的宝贝东西。林萍好不容易找到了照片和首饰交还给孔奶奶，奶奶却很不高兴，一边看照片和首饰一边嘟囔："你怎么知道它们在哪儿的？一定是你扔掉了它们，又从垃圾桶里捡回来了！"

　　第二天，孔奶奶又把相册和首饰藏起来了。

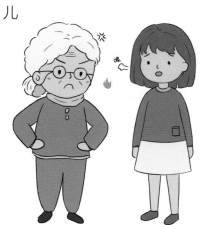

如果您是林萍，您会怎么做呢？请您选择

- "妈，是您自己把东西藏起来了！我可没拿您的东西！"
- "妈，您看，您把相册和首饰都藏在厨房的柜子里了，我就是在这儿帮您找到的！"
- "妈，您放心，我自己有首饰，不会拿您东西的。咱们一块儿去找找吧！"
- "好，好，好，是我放错地方了，现在我把这些东西还给您，您放在抽屉里，就不会丢了！"
- "嗯，是我拿了您的首饰去用了，没和您打招呼。对不起妈妈，以后我不会拿了，您别生气，也别担心了！"

- 我会怎么做？

- 辅导员的点评

⊘ 我要说说

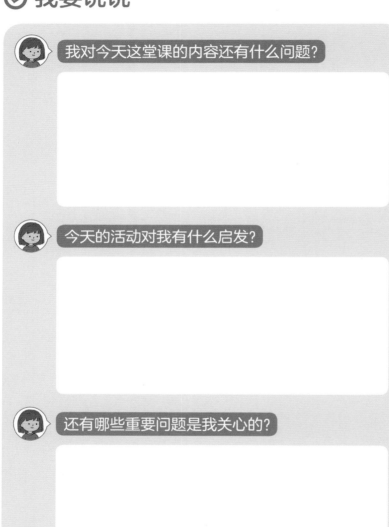

我对今天这堂课的内容还有什么问题？

今天的活动对我有什么启发？

还有哪些重要问题是我关心的？

⊘ 家庭作业

1. 复习
   - ■ 浏览您今天的笔记
   - ■ 熟悉"建立有效沟通的基本方法"，应用到生活中去
   - ■ 熟悉"认可疗法"，尝试运用它，尤其是当您感觉亲人发生沟通障碍的时候

2. 填写照护日记
   - ■ 下一课，分享您的"开心一刻"！

3. 下一课的预习和准备
   请您预习《聪明的照护者——家庭痴呆照护教练书》中的以下内容：
   - ■ 第72页　关心她还喜欢做什么，还能做什么
   - ■ 第115页　日常照护

4. 案例讨论准备
   记下您感觉比较棘手的生活照料问题，下节课分享和讨论。

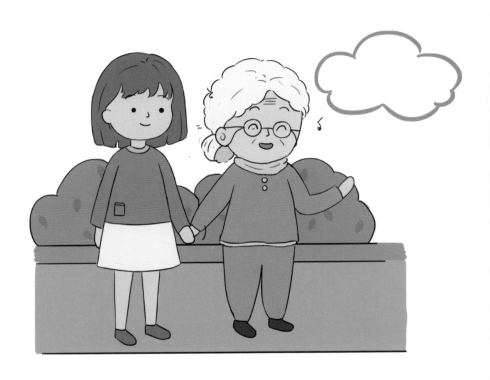

下次活动再会~~
记得，做健康聪明的照护者！

📅 时间：
📍 地点：

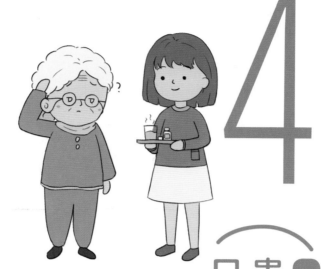

4

第四单元

患病老人的
日常生活照护

日常照护的重要原则

常见的生活障碍和照护方法

✅ 我今天的任务

- 和朋友们分享"开心一刻"
- 学习痴呆患者日常照护的重要原则
- 了解痴呆患者常见的生活障碍和照护技巧
- 积极参与分享和讨论
- 了解家庭作业

■ 朋友们的"开心一刻"

⊘ 日常照护的重要原则

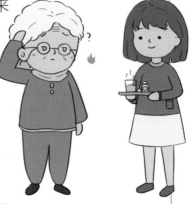

张奶奶是小方的婆婆，今年70岁了，刚刚被诊断出来得了轻度痴呆。

张奶奶和小方夫妇一起居住，张奶奶的儿子是某公司总经理，工作繁忙，小方不用上班，每天在家打理家务，对婆婆一直非常孝顺，婆媳感情也很好。于是小方就承担起照顾婆婆的责任。

如果您是小方，您会怎样照顾患病的婆婆呢？

请您选择以下答案中与您的想法最接近的一个或几个

■ 婆婆年纪大了，应该享享福，何况还生病了，我更应该好好照顾她。从早到晚，一切生活起居我都会仔细照看，不劳婆婆动手了。

■ 婆婆得了痴呆，我以后就在家里好好照看她，轻易不让她出门，否则太危险了。

■ 婆婆现在只是轻度痴呆，很多事儿她其实还能自己做，我平时留心一点，她需要帮助的地方我尽力处理好就是了。

■ 婆婆得痴呆了，以后我要多花点时间陪陪她，看看她还记得什么，还能做什么。

■ 我的选择和理由

■ 朋友们有意思的想法

■ 辅导员的点评

痴呆日常照护的重要原则之一

关注患者的＿＿＿＿＿＿＿＿和＿＿＿＿＿＿＿＿，引导患者多参与日常事务，尽量延长＿＿＿＿＿＿＿＿的时间。

同时，照护者要注意留心观察，＿＿＿＿＿＿＿＿早期患者的活动，观察他们哪些事情能做得好，哪些事情已经做不好了。在他们需要的时候，及时给予协助。

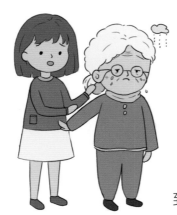

李阿姨老俩口和女儿小敏很长时间都分住在不同地方。老伴儿过世不久，李阿姨就被诊断出患有痴呆。

小敏很孝顺，承担起照护责任，把妈妈接到自己家来照顾。可是，李阿姨来了之后，每天不是独自在房内掉眼泪，就是莫名其妙地发脾气，吵着要回家，痴呆症状好像更严重了。

我的思考：李阿姨为什么不喜欢新家？有什么办法来改善这种状况？

其他朋友的想法

辅导员的点评

■ 李阿姨为什么不喜欢新家?

■ 有什么办法来改善这种状况？

痴呆日常照护的重要原则之二

为患病亲人提供＿＿＿＿＿＿＿的生活环境，安排
＿＿＿＿＿＿＿的作息。

■ 痴呆患者非常需要＿＿＿＿＿＿＿的感觉，因
此，为患者安排＿＿＿＿＿＿＿的生活作息是
很有必要的，特别是进入中度以后。
■ 当患者很清楚地知道下一阶段要做什么，他/她
的＿＿＿＿＿＿＿就会减轻，＿＿＿＿＿＿＿
会增强，生活的自主性和＿＿＿＿＿＿＿得以
维持更长的时间。这样，照护者也相应地减轻了
工作压力。

案例讨论 喜欢做菜的孙阿姨

孙阿姨喜欢烹饪，大家都喜欢吃她做的菜。她80岁的时候被诊断出痴呆，最早的迹象就是炒菜丢三落四，放不对食料和调料，有时候还忘记关火，差点酿成火灾。

女儿大林负责照顾妈妈。她知道孙阿姨虽然手脚还算利索，但是进厨房做饭是很危险的，所以就不让她进厨房。孙阿姨为此变得非常生气，老是对女儿说，"唉，我老了，没有用了，你嫌弃我是不是？"

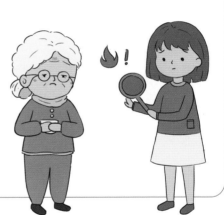

■ 如果我是大林，会怎么做呢？

■ 辅导员的点评

痴呆日常照护的重要原则之三

多为患者和照护者自己创造＿＿＿＿＿＿＿＿，让生活
多一点＿＿＿＿＿＿＿＿和成就感。

■ 辅导员分享案例

小结：痴呆患者日常照护的三个重要原则

■ 关注患者的＿＿＿＿＿＿＿和＿＿＿＿＿＿＿，引导患者多参与日常事务，尽量延长＿＿＿＿＿＿＿的时间。

■ 为患病亲人提供＿＿＿＿＿＿＿的生活环境，安排＿＿＿＿＿＿＿的作息。

■ 多为患者和照护者自己创造＿＿＿＿＿＿＿，让生活多一点＿＿＿＿＿＿＿和成就感。

⊘ 常见的生活障碍和照护技巧

痴呆患者的生活能力，会随着病程的发展而逐渐＿＿＿＿＿＿＿。在痴呆的早期，患者的生活能力还能保留得不错，基本不怎么需要他人帮忙；但是到了疾病的中期，就会遇到更多的生活＿＿＿＿＿＿＿。发展到最后，就需要＿＿＿＿＿＿＿的护理了。

痴呆患者常见生活障碍

编号	表现	符合
1. 穿衣		
1-1	不知道穿衣服的顺序	
1-2	不知道应该怎样根据季节、场合，选择合适的衣物	
1-3	穿衣服的动作非常迟缓，穿衣需要很长时间	
1-4	动作不灵活，不知道应该如何穿衣服，比如系扣子或者拉拉链	
1-5	固执地选择穿着某件衣服，甚至拒绝替换	
1-6		
1-7		
1-8		
2. 吃饭		
2-1	忘记怎么做饭，无法给自己准备合适的食物	
2-2	忘记吃饭的时间	
2-3	吃完还想吃	
2-4	拒绝吃东西	
2-5	不知道吃多少食物是合适的	
2-6	不知道什么食物可以吃，什么食物不能吃。某些患者甚至会去吃不是食物的东西	
2-7	忘记餐桌的礼仪，直接去拿别人碗里或盘子里的食物吃	

编号	表现	符合
2-8	容易分心，不能专注地吃饭	
2-9	不知道如何正确地使用餐具。比如，拿不稳筷子，使用小勺也有困难，经常把饭菜掉到饭桌上或地上	
2-10	喝清水、饮料或者清汤的时候，很容易被呛到	
2-11	某些患者则会把食物含在嘴里，不知道要吞咽下去	
2-12	吞咽困难	
2-13		
2-14		
2-15		

3. 排泄问题

编号	表现	符合
3-1	直接把尿便排在裤子上或床上	
3-2	到处大小便	
3-3	玩排泄物	
3-4	长时间便秘	
3-5	尿失禁	
3-6	大便失禁	
3-7		
3-8		
3-9		

4. 洗澡

编号	表现	符合
4-1	自己独立洗澡总是洗不干净	

续表

编号	表现	符合
4-2	洗澡时间很长	
4-3	拒绝洗澡	
4-4	拒绝别人帮助自己洗澡	
4-5		
4-6		
4-7		
5. 睡眠		
5-1	夜间起来活动甚至躁动，难以入睡	
5-2	日夜颠倒。白天嗜睡，夜间不睡觉	
5-3	睡眠断断续续，浅睡多，深度睡眠少	
5-4		
5-5		
5-6		

■ 我目前遇到的最棘手的生活照料问题是什么？

案例讨论
吃了还想吃的张奶奶

午餐过后才一个小时，张奶奶又嚷嚷说肚子饿，想吃饭，还说从早上起来以后就没吃过东西，抱怨媳妇小方不给她吃东西。

事实上，张奶奶不仅吃了早餐和午餐，十点钟的时候还喝了酸奶。但是张奶奶最近总是这样，吵着要吃东西。如果小方不给她吃，她就会生气、骂人，甚至和邻居抱怨，说小方虐待自己。可是，如果没节制地让她吃，张奶奶的健康就会出问题了。这可让小方头疼死了。

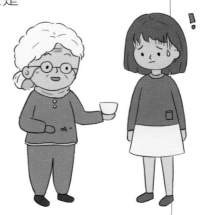

■ 为什么张奶奶吃了还想吃？

■ 如果我是小方，该怎么处理这种情况呢？

情景模拟：来，请您扮演一下照护者！

 从实战中学习

■ 可以尝试的处理方法

■ 谨慎使用的方法

生活障碍照护的技巧

对付生活障碍需要组合拳。这些组合拳是什么呢?

■ _____

■ _____

■ _____

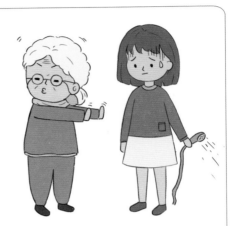

从实战中学习 不肯洗澡的陶奶奶

陶奶奶得痴呆后，吃东西经常把食物弄身上，有时因为找不到厕所而直接尿裤子。给她洗澡也是家里的难事儿。

陶奶奶很不喜欢洗澡，好像很害怕水的样子，每次洗澡恨不得要全家出动，近乎绑架一样地帮她洗澡。可是陶奶奶愈发对洗澡恐惧了。

如果您照顾的亲人和陶奶奶一样不愿意洗澡，您会怎么办呢？

观察和思考

√ 陶奶奶为什么不肯洗澡？

√ 她为什么怕水？

√ 有什么办法让她不害怕呢？

理解、体谅和认同

√ 理解陶奶奶的恐惧

√ 如何采取认同的方式，缓和她的情绪，消除恐惧感？

照顾患者洗澡的技巧

∨ 怎样让陶奶奶熟悉浴室环境，尤其是熟悉水流？

∨ 如何在洗澡的时候，不让水流吓到陶奶奶，而且让她
感觉舒服？

∨ 如何转移陶奶奶对水流的注意力？

∨ 如何鼓励陶奶奶、表扬她的配合？

⊘ 我要说说

 我对今天这堂课的内容还有什么问题？

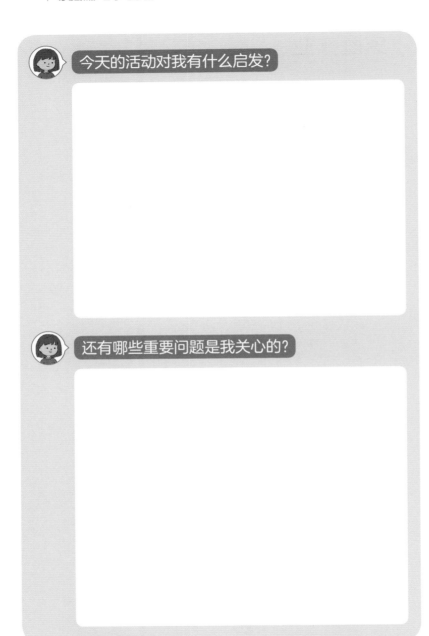

⊘ 家庭作业

1. 复习
   - 浏览您今天的笔记
   - 熟悉生活障碍照护的组合拳
   - 当您遇到亲人有生活障碍的时候，多阅读辅导
     员书中关于日常照护的有关章节
   - 继续熟悉上一课学过的"认可疗法"

2. 填写照护日记
   - 下一课，分享您的"开心一刻"！

3. 下一单元的预习和准备
   希望您预习《聪明的照护者——家庭痴呆照护教
   练书》中以下的内容：
   - 第140页　应对问题行为

4. 案例讨论准备
   记下您感觉比较棘手的患者的行为问题，下节课
   分享和讨论。

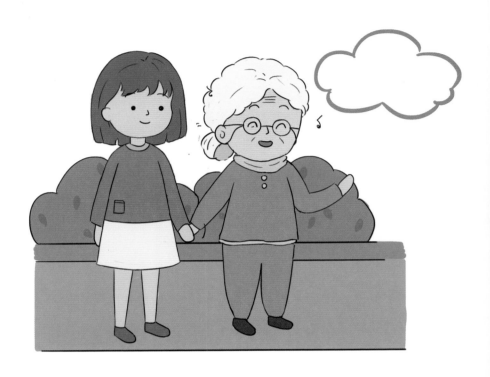

下次活动再会~~

记得，做健康聪明的照护者！

📅 时间：_____

📍 地点：_____

5

第五单元

应对问题行为

什么是问题行为

为什么会发生问题行为

减少问题行为的发生

问题行为的照护步骤

⊘ 我今天的任务

- 和朋友们分享"开心一刻"
- 重点学习
  - 什么是问题行为
  - 为什么会发生问题行为
  - 怎样减少问题行为的发生
  - 怎样应对问题行为
- 积极参与分享和讨论
- 了解家庭作业

■ 朋友们的"开心一刻"

☑ 什么是问题行为

- 在患病过程中，大约有_____%的患者，都会出现问题行为。
- 不同的患者，问题行为出现的时间、_____表现和_____程度都有所不同，但都会成为照护工作中的挑战。
- 痴呆患者会经常出现行为和精神症状，也就是患者在感知、思维、情绪和行为方面发生紊乱。其中，_____紊乱症状常归为问题行为。

对照一下，看看这些问题行为您是不是已经似曾相识

- 不知原因地发脾气
- 对家人态度粗暴
- 无端猜疑和指责
- 和邻居说家人的坏话
- 喜欢藏东西
- 认定别人把东西藏起来甚至偷了
- 总是重复说一件事儿
- 老是跟着我，寸步不离
- 骂人、打人，不配合照护工作

- 凭空说没有发生的事情，比如"有人要杀我"
- 老想离家外出，说这里不是自己的家，或者说要去上班等
- 从外面捡垃圾回来
- 和不熟悉的异性搭讪

⊘ 为什么会发生问题行为

请把问题行为的诱发因素，填写到插图的文字框中

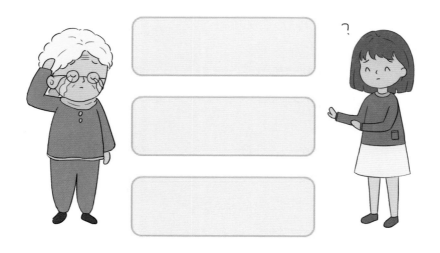

问题行为大多发生在中期

- 大脑受到更多的＿＿＿＿＿＿＿＿
- 身体机能衰退，生活＿＿＿＿＿＿＿能力下降，患者对生活的挫折感上升
- ＿＿＿＿＿＿＿能力下降，患者无法准确表达自己的真实＿＿＿＿＿＿＿

⊘ 减少问题行为的发生

处理问题行为最好的方法是＿＿＿＿＿＿＿＿

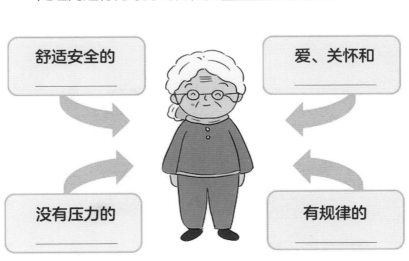

舒适安全的＿＿＿＿＿＿＿

爱、关怀和＿＿＿＿＿＿＿

没有压力的＿＿＿＿＿＿＿

有规律的＿＿＿＿＿＿＿

　　下面是发生在日本的真实的故事：

　　82岁的良子原来是教师，丈夫早年去世，她辛苦带大了独生儿子，但是孙子出生后不久，儿子也离世了。良子又继续含辛茹苦地抚养孙子，孙子长大后也结婚生子。良子独自一个人生活，身体逐渐衰弱。6年前，孙子夫妇将良子接到家中，和两个重孙共同生活。

　　孙子夫妇都是高中教师，而良子以前也是老师，有时对重孙的教育就会发生冲突。这时良子在日常生活中经常健忘、出错，在家里的"存在价值"逐渐变小，也没有了发言权，心情一直不好。孙媳妇刚开始会提醒良子，后来就变成了争吵、

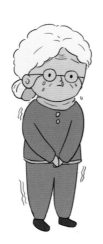
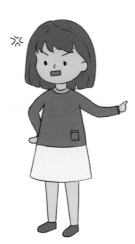

责备和嫌弃。而孙子有时听了媳妇告状，就会跟着提醒或责备奶奶。

后来，孙媳妇正式拒绝良子教育孩子，两个重孙也就不接近良子了。良子在家里生活很不愉快，就会到邻居那里说孙媳妇不好。这话传到孙媳妇耳朵里，和良子发生了激烈的争吵。

此后，良子的痴呆开始发展，即使一人在家，也会感到悲伤和恐惧，最后良子跑去警察那里说有人要杀她。孙子来接她回家，良子也拒绝再回家。

就这样，良子被送入了日本一家老年痴呆专业医院。医院的护理人员负责照顾良子的日常起居，当了解了良子的生活背景以后，还采取了独特的干预方法——让社工装扮成温柔的孙媳妇、活泼的重孙，就像一家人一样生活，重新让良子感觉到爱、尊重，以及友好平和的氛围。医护人员还与良子的孙子孙媳妇交流如何对待良子的方法。后来，良子的行为症状出现了令人惊奇的好转，良子幸运地出院了。

这个案例证明，对老年人争论、斥责、无视和嫌弃，会_____患者的行为症状，加重_____的发展；而爱意、尊重、平和的态度，能_____痴呆的行为症状。

⊘ 问题行为的照护步骤

在照护工作中，照护者可以采取简单的三步骤，来成功地应对问题行为：

1. 仔细观察患者，找到引发问题行为的＿＿＿＿＿＿；
2. 对问题行为进行＿＿＿＿＿＿，包括＿＿＿＿＿＿＿＿＿问题行为的发生，以及问题行为发生以后的有效＿＿＿＿＿＿；
3. 总结＿＿＿＿＿＿，以便今后更好地预防和应对。

第一步：仔细观察患者，找到引发问题行为的原因

- 所有的行为都有它背后的意义，都包含引发行为的原因
- 痴呆患者的问题行为，有的源于＿＿＿＿＿＿原因，有的源于外部的＿＿＿＿＿＿原因，还有的是因为和照护者之间出现沟通障碍。
- 患者发生问题行为时，照护者首先要做的是，仔细观察，查找原因。就像看病的第一步，一定是先做准确的诊断。

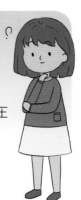

● 这个行为是在哪里发生的?

● 这个行为开始前，曾经发生过什么事?

● 这个行为是否只是在一天的某些特定时候，或者在和某些特定人物接触，或者在做某件特定活动时，才会出现?

● 这个行为在什么时期发生得更频繁?

● 这个行为发生后，接着又发生了什么?

案例讨论

■ 良子都有哪些问题行为的表现呢?

■ 良子的问题行为是在哪里发生的呢?

■ 在良子的问题行为发生前，曾出过什么事呢？

■ 良子的问题行为在哪些特定情况下出现？

■ 在极端问题行为出现前，良子都有哪些表现呢？

第二步：预防和干预

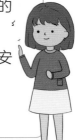

- 找到原因，从源头改善问题行为的诱因
- 识别蛛丝马迹，及时转移注意力
- 善于以患者的行为和反应作指导
- 保持冷静，认同患者问题行为背后的感受
- 温和安抚，让患者恢复平静，找回安全感
- 尝试做能让患者高兴点的事情

- 给我的启发

第三步：总结经验教训，更好地应对问题行为

- 患者的反应，是对照护者干预方法的直接评价
- 记录下每一次的处理方法。成功和失败都是有价值的经历
- 每位患者都是独特的，应对方法要因人而异。照护者要耐心、不气馁，保持积极、宽容和幽默的心态

- 给我的启发

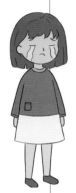

案例讨论

老张和老伴儿在一起生活了很多年。几年前，老伴儿因为癌症去世了，老张就被女儿小张接回家里照顾。

老张过去在家里什么都不用做。现在老伴儿不在了，小张夫妇也无法像妈妈那样照顾爸爸，老张渐渐出现了痴呆症状。他变得健忘，不能理解老伴儿已经过世的事实，不分昼夜地想外出，去照顾他认为还在住院的老伴儿。如果小张拦着不让走，老张就会发脾气，甚至有几次要动手打小张。

第一步：仔细观察，分析原因

■ 老张出现了什么行为问题？

  ✓ _____

  ✓ _____

■ 什么原因诱发了老张的问题行为？

  ✓ _____

  ✓ _____

  ✓ _____

  ✓ _____

■ 什么情况最容易诱发老张的问题行为？

  ✓ _____

第二步：如何干预?

- _____
- _____
- _____

第三步：效果评估

这是一个真实的故事——

⊘ 我要说说

我对今天这堂课的内容还有什么问题？

今天的活动对我有什么启发？

还有哪些重要问题是我关心的？

⊘ 家庭作业

1. **复习**
   - 浏览您今天的笔记
   - 熟悉"问题行为的照护步骤",应用到自己的生活中
   - 复习"认可疗法"

2. **填写照护日记**
   - 下一课,分享您的"开心一刻"!

3. **下一单元的预习**
   请您预习《聪明的照护者——家庭痴呆照护教练书》中以下内容:
   - 第66页　帮助她记忆
   - 第76页　安排每天的活动
   - 第81页　音乐和艺术活动

4. **下一次活动的分享准备**
   - 这段时间您感觉最棘手的照料问题是什么?
   - 您照顾着的亲人最大的爱好是什么?他/她现在还保持这个爱好吗?

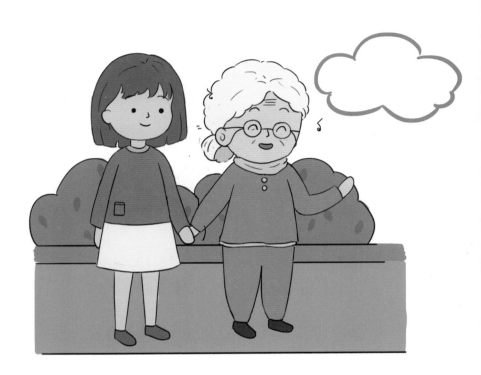

下次活动再会~~

记得，做健康聪明的照护者！

📅 时间：_____

📍 地点：_____

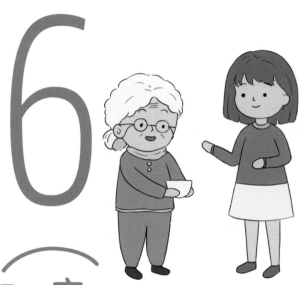

6

安排有意义的活动

什么是有意义的活动

设计和安排活动的原则

有意义的活动类型

认知激活活动

⊘ 我今天的任务

- 和大家一起分享和讨论在各自照护生活中遇到的问题
- 学习为患病亲人设计和安排有意义的活动
- 学习引导患病亲人活动的实用技巧
- 了解家庭作业

⊘ 我的分享

 我遇到了什么样的照护难题？

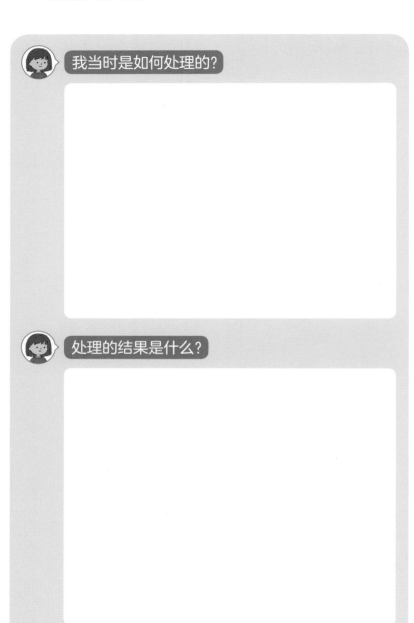

我当时是如何处理的?

处理的结果是什么?

⊘ 大家的故事和启发

姓名	案例
	好方法讨论

姓名	案例
	好方法讨论

姓名	案例
	好方法讨论

姓名	案例
	好方法讨论

姓名	案例
	好方法讨论

姓名	案例
	好方法讨论

姓名	案例
	好方法讨论

姓名	案例
	好方法讨论

⊘ 什么是有意义的活动

好的照护，并不是仅仅局限在照顾亲人的_____。

痴呆患者虽然认知能力在下降，身体机能也在逐渐衰退，但是他/她仍然能感知到_____、关怀和_____。他们和我们一样，希望自己的生命_____。所以在日常生活中，我们要为患病的亲人安排一些适合他/她的活动，让生活多一点乐趣。

"有意义的活动"的定义——能给患者带来些满足感，让他们乐于参与的活动。

■ 想一想，日常生活中，哪些算是有意义的活动？

✓ 设计和安排活动的原则

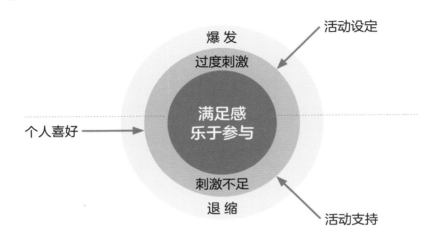

活动设定

爆发

过度刺激

满足感
乐于参与

个人喜好

刺激不足

退缩

活动支持

你认为照护者的做法合适吗?

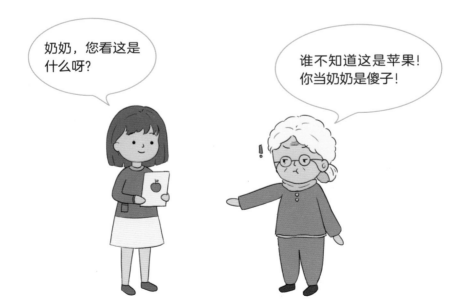

奶奶,您看这是什么呀?

谁不知道这是苹果!你当奶奶是傻子!

■ 以患者为_____，为他们安排能带来满足感、让他们乐于参与的活动。

■ 设计和安排活动要基于患者的_____，包括他/她的_____能力、_____能力、_____能力。

■ 活动要以患者的文化价值、_____为出发点。

■ 您照顾的亲人，最大的爱好是什么？他/她最喜欢玩什么？

■ _____要担当起为患病的亲人设计活动、安排活动流程的任务。患者需要照护者的_____。

■ 照护者要_____患者的自我表现，要让患者有_____。照护者需要关注活动的_____，而不是结果。在患者活动的时候提供支持，协助患者完成活动中有困难的环节。积极、耐心、轻松和鼓励的态度，能带给患者很多快乐和_____。

活动的支持还包括照护者要注意活动_____的安全和舒适。

⊘ 有意义的活动类型

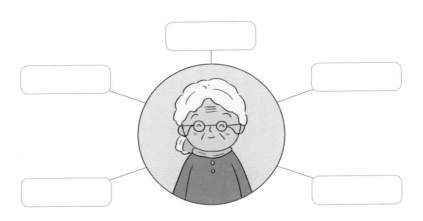

痴呆患者可以参与的活动

1. 患者的个人<u>兴趣</u>活动。

2. 患者有能力有兴趣参与的某些<u>家务劳动</u>。

3. <u>身体锻炼活动</u>
   医学研究已经证明，运动能够达到改善＿＿＿＿＿＿＿、
   ＿＿＿＿＿＿＿＿功能和问题行为的效果，很值得痴呆患
   者和照护者一起来努力。

4. 照护者还需要为患者安排一些<u>社交</u>活动，让患者保持和
   外部世界的接触。

5. 痴呆患者除药物治疗外，需要接受一些<u>功能训练</u>，包括
   ＿＿＿＿＿＿＿＿＿功能的训练，和日常＿＿＿＿＿＿＿＿
   的训练。

家务活动对患者功能训练的意义

案例分享

■您的亲人以前是否经常做家务?

■您现在是否还让他/她做家务?

■他/她是否还喜欢做这些事情?

从洗碗看家务活动的好处

1. 巩固患者的＿＿＿＿＿＿＿＿，因为洗碗是小时候就学会的动作；

2. 让患者发挥自己剩余的＿＿＿＿＿＿＿，帮助患者提升对自己和对生活的＿＿＿＿＿＿；

3. 患者为家庭做贡献，带给患者＿＿＿＿＿＿。

4. 康复训练功能

   ■ 体能训练，锻炼＿＿＿＿＿＿活动能力和动作协调能力

   ■ 智能训练，锻炼＿＿＿＿＿＿和＿＿＿＿＿能力

   ■ 定向能力

   ■ 手眼协调能力

　　生活中简单的小事情，对痴呆患者来说，却可能具有不同的意义。

　　最好的功能康复训练，就是这样融于日常生活之中的！

⊘ 有意义的活动清单

兴趣活动	

家务活动	

身体锻炼活动

功能训练活动

社交活动

☑ 认知激活活动

认知激活活动是指：根据患者的_____
和_____，设计一些锻炼_____
的游戏或者活动，并通过陪伴患者一起完成，来帮
助患者活跃大脑，延缓功能退化。认知激活活动是
痴呆_____干预的重要组成部分。

认知激活活动可以设计得多种多样。在这
里，我们提供一些方法，来激发您的灵感。

记忆训练

- 照护者可以陪患者看老照片，回忆往事，讲自己的故事等
  方式，帮助患者维持远期记忆。
- 在居住环境中放置醒目的提醒工具。比如带日历的电子时
  钟、提示板、布告栏、患者和家人的照片、带图片的电话
  号码本儿、便笺纸等，帮助患者记忆和定向；
- 如果亲人患病前喜欢用文字记录事情，那么照护者可以鼓
  励早期患者继续记日记。

- 想一想，我能和他/她一起做些什么？

思维和视空间感训练

- 照护者可以让患者自己按图搭积木，自己创意搭积木，或者玩简单的拼图。这个活动经常用于中期患者的训练。
- 如果家里有孩子，可以鼓励孩子请长辈陪自己一起玩。

> - 想一想，我能和他/她一起做些什么？

训练识别物体和归类能力

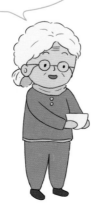

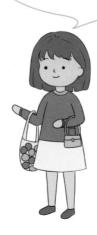

照护者可以让患者将图片、单词或者实物等，按照不同的属性进行分类。

对于家庭照护者来说，最好的认知激活活动应该是融于_____的。比如，患者在参与家务活动的时候，就可以进行识别和归类练习。

■ 想一想，我能和他/她一起做些什么？

数字和计算能力训练

从早期开始，痴呆患者的_____能力就已经衰退了，对数字的概念也模糊了。但是，对抽象数字的计算能力衰退，并不意味患者的计算能力就全然丧失了。

照护者可以把数字和计算能力的训练融入生活，比如——

■ 请老人帮您"算算账"
■ 和他/她玩扑克牌比大小
■ 玩简单的数数和加减游戏等

■ 想一想，我能和他/她一起做些什么？

逻辑思维能力训练

　　照护者可以安排患者下棋、打扑克牌，或者玩麻将。当然，前提是患者以前就喜欢而且会玩这些游戏。

　　特别要提醒的是，患者在玩这些游戏的过程中难免会出错。但是，错就错吧，只要患者感觉高兴，就已经很好了！

■ 想一想，我能和他/她一起做些什么？

⊘ 我要说说

我对今天这堂课的内容还有什么问题？

今天的活动对我有什么启发？

还有哪些问题是我特别关心的？

⊘ 家庭作业

1. 复习
   - 根据亲人的能力、喜好，制订活动清单
   - 在日常照护中自然融入"有意义的活动"
2. 填写照护日记
3. 下一单元的预习和准备
   请您预习《聪明的照护者——家庭痴呆照护教练书》
   中的以下内容：
   - 第82页 "给她一个舒适安全的家"
4. 下一次活动的分享准备
   - 最近这段时间您感觉最棘手的照料问题是什么？

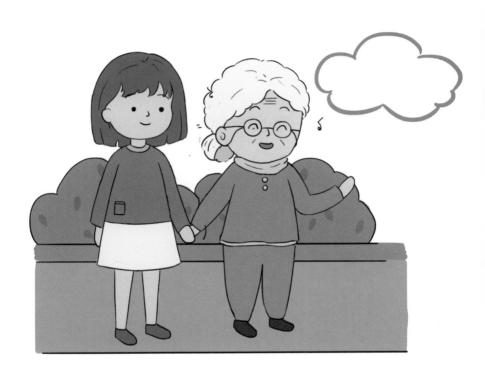

下次活动再会~~
记得，做健康聪明的照护者！

📅 时间: _____

📍 地点: _____

7

第七单元

营造良好的居家照护环境

居家环境对痴呆患者的意义

居家环境调整的原则

居家安全清单

✅ 我今天的任务

- 和大家一起分享和讨论在各自照护生活中遇到的问题
- 和朋友们分享"开心一刻"
- 学习居家安全
- 积极参与分享和讨论
- 了解家庭作业

✅ 我的分享

 我遇到了什么样的照护难题?

我当时是如何处理的？

处理的结果是什么？

⊘ 大家的故事和启发

姓名	案例
好方法讨论	

姓名	案例
好方法讨论	

姓名	案例

好方法讨论	

姓名	案例

好方法讨论	

姓名	案例

好方法讨论

姓名	案例

好方法讨论

姓名	案例
	好方法讨论

姓名	案例
	好方法讨论

⊘ 居家环境对痴呆患者的意义

好的居家环境，意味着患者在这里能够——

- ■ _____地生活
- ■ 感到自在和_____
- ■ 能让他/她尽可能发挥出保留的_____
- ■ 降低_____
- ■ 减少_____的发生
- ■ 降低_____的压力

良好的居家环境，是提高患者和照护者生活品质的重要组成部分。

⊘ 居家环境调整的原则

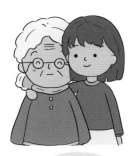

熟悉的环境　　　　安全的环境

支持的环境　　　　适度刺激的环境

个性化的环境

熟悉的环境

痴呆老人在越＿＿＿＿＿＿＿的地方，＿＿＿＿＿＿
＿＿＿＿＿＿的能力就越好。

> 创建熟悉环境的技巧
> ■ ＿＿＿＿＿＿＿＿＿＿＿＿＿＿＿＿＿＿＿
> ■ ＿＿＿＿＿＿＿＿＿＿＿＿＿＿＿＿＿＿＿
> ■ ＿＿＿＿＿＿＿＿＿＿＿＿＿＿＿＿＿＿＿

安全的环境

痴呆老人有常见的安全问题，比如＿＿＿＿＿＿＿和
＿＿＿＿＿＿＿。

可以针对常见的安全问题，进行居家安全的调整，防患
于未然。

支持的环境

痴呆老人有＿＿＿＿＿＿＿方面的问题，比如——

■ 搞不清楚＿＿＿＿＿＿和＿＿＿＿＿＿
■ 找不到东西
■ 找不到厕所在哪里等

支持的环境设计，会在患者经常往来的空间里提供具有人、时间、定向的指示。比如字体很大的日历、大时钟、家人的照片、卫生间的标记、储物柜上标记等。这些都能帮助患者维持现有的＿＿＿＿＿＿，维护他/她的＿＿＿＿＿＿＿，也提高了生活＿＿＿＿＿＿。

适度刺激的环境

痴呆老人＿＿＿＿＿＿活动的愿望比常人要低，需要在环境里给予适度的＿＿＿＿＿＿，来增加他/她对日常生活和活动的＿＿＿＿＿＿。

个性化的环境

根据痴呆老人以前的生活背景、＿＿＿＿＿＿、＿＿＿＿＿＿状况以及身体活动能力的改变，适度地对环境进行一些调整。

⊘ 居家安全清单

照护者要检查每个房间的潜在危险，然后记下来哪些地方需要进行些改变。

改变环境，可能会比改变患病亲人的行为更有效。

注意事项		调整内容
1. 厨房安全		
1-1	把易碎的或者容易给患者造成危险的用品锁起来，比如刀具、剪刀、玻璃器皿、酒精、强力清洁用品（如巴氏消毒液、厨房重油污清洁剂）等	
1-2	如果患者已经不能正确使用厨房设备，那么除去做饭的时候，要把家里的煤气或者天然气阀门关闭	
1-3	如果家里安装了垃圾处理器，也要关闭	
1-4	把患者常用的杯子、餐具等放在明显的固定位置	
1-5	关闭容易引起危险的厨房小家电的电源，如烤箱、微波炉、电热水壶、果汁机等。或者，把它们放在患者接触不到的地方	
1-6	把厨房台面调味品收起来，以免误食	

注意事项		调整内容
2. 卧室安全		
2-1	安装监控设备。如果老人是单独居住在自己的卧室，那么可以安装一个婴儿监视器，如果老人跌倒或者需要帮助的时候，您可以及时听到或看到。这对中重度的患者特别有用	
2-2	不要在卧室里使用便携式加热器	
2-3	如果需要使用电热毯，要确保在不使用的时间段老人是接触不到的，用完就收起来	
2-4	根据老人的需要调整床的高度，避免老人掉下床	
2-5	拿走地面上可能绊倒老人的物品，比如小块地毯、拖地的大床罩，书报架、盆栽或者其他杂物	
2-6	为老人自如地使用手杖、助步器或轮椅留出足够的回旋空间	
2-7	如果卧室里有镜子造成老人困扰，把镜子移走或用布盖上	
2-8	卧室保持舒适的温度	
2-9	为了方便老人起夜，安装夜灯传感器	
2-10	如果老人已经发生失禁，使用成人尿布、尿垫	
2-11	如果老人卧室和卫生间距离较远，可在卧室里放一个移动便桶	
2-12	在卧室的门口安装可以发声的活动感应器，这样老人走出房门您就可以知道	

续表

注意事项	调整内容

3. 卫生间的安全

3-1	卫生间要保证充足的照明	
3-2	浴室地面必须防滑。在浴缸或淋浴区域要固定防滑垫，有助于预防跌倒	
3-3	在马桶边以及淋浴区安装扶手，便于老人使用，并预防跌倒	
3-4	浴室的入口要宽阔，装置外开门或推拉门，必要时可以移走门扇	
3-5	尽可能安装步入式淋浴间	
3-6	配备可以调整高度的淋浴椅。带扶手为佳	
3-7	配备手持式花洒，可以控制喷水的方向，避免向老人的脸部直接喷水	
3-8	安装恒温花洒，让出水温度适合洗浴，防止意外烫伤	
3-9	卫生间安装夜灯。在去往卫生间的区域安装传感器和（或）夜间照明，方便老人如厕	

	注意事项	调整内容
3-10	卫生间的门和房间的墙面的颜色要有明显的区分，有助于老人及时找到卫生间	
3-11	马桶、座圈、水槽、浴缸和浴室其他空间要有颜色对比	
3-12	安装紧急呼叫援助按钮	
4. 客厅/起居室的安全		
4-1	留出老人用手杖、助步器或轮椅时能够自由移动的足够回旋空间	
4-2	拿走地板上可能绊倒或者撞上老人的物品，比如，小块地毯、小茶几、书包筐或者其他物品	
4-3	如果家具有尖锐的边角，安装防撞的夹角	
4-4	换掉醒目、花色图案复杂的墙纸、窗帘，以及地板等，避免造成患者的困扰	
4-5	将窗户玻璃换成安全玻璃	
4-6	在户门上装饰布艺，预防老人突然开门出走	

续表

	注意事项	调整内容
4-7	在电源插座上，安装安全罩	
4-8	使用电线收纳夹或收纳管收纳过长的电线，以保证电线安全、整齐，并适度掩饰	
4-9	家具和地板的色调要形成对比	
4-10	安装辅助照明用具，比如，感应式夜灯、自动照明开关等，以便一旦探测到运动，就能及时打开照明	
4-11	在电话边上，放置紧急联系号码表	
4-12	移走起居室里的植物盆栽	
4-13	安装平整垂顺的窗帘或者百叶窗，以减少眩光和倒影	
4-14	在玻璃门、窗和家具上贴画，位置可以和老人视线水平齐平，这样可以帮助老人看到玻璃，不至于撞上去	

5. 餐厅的安全

5-1	用餐环境应该光线充足，让老人更好地看清楚食物，选择自己喜欢的东西吃	

续表

	注意事项	调整内容
5-2	餐桌的布置要尽量简单，只放吃饭需要的餐具，不要放花瓶、装饰品和调味瓶	
5-3	家里不要放装饰用的假水果、假花，避免患者误食	
5-4	餐桌附近要有足够的回旋空间	
5-5	时常检查冰箱，查看存储的食物是不是已经过期，或者已经变质	
5-6	餐桌摆设要使用对比色调。比如，木色的桌子，绿色的餐垫，白色的碗和盘子，便于老人分辨	
5-7	餐垫建议采用硅胶的，可以防滑，便于使用	
5-8	餐桌的桌面应尽量避免产生倒影和反光。如果是玻璃桌面，可以考虑在上面铺上纯色的棉或麻的桌布	
5-9	在餐桌区域铺上橡胶或者尼龙材质的防滑地垫	
5-10	座椅要结实防滑，高度要合适，保证老人坐下的时候双脚能够着地	

⊘ 我要说说

 我对今天这堂课的内容还有什么问题?

 今天的活动对我有什么启发?

 还有哪些问题是我特别关心的?

⊘ 家庭作业

1. 复习

   根据"居家安全清单",对照现在的居家环境,
   适当进行改进

2. 填写照护日记

3. 案例讨论准备

   写出这段时间遇到的比较棘手的照护问题,带到
   下节课分享和讨论。

4. 下一单元的准备

   ■ 简单复习七个单元的内容

   ■ 请预习《聪明的照护者——家庭痴呆照护教练
     书》中以下内容:

     第57页　　照护责任的合理分担

     第57页　　照护方式的选择

     第99页　　再次吹响集结号

     第184页　怎样挑选养老机构

     第214页　维持美好的家庭关系

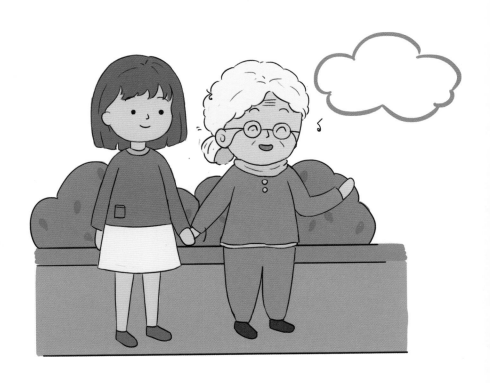

下次活动再会~~

记得，做健康聪明的照护者！

📅 时间：

📍 地点：

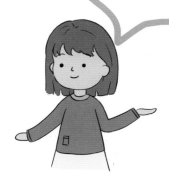

一定有更专业
更有经验的人
帮我一起照看她！

8

第八单元

善用支持资源

照护者有权寻求支援

照护者的权利

课程总结

✅ 我今天的任务

- 分享与讨论日常照护中遇到的问题
- 和朋友们分享"开心一刻"
- 了解照护者应该享有的权利
- "善用资源"分享
- 了解课后工作

✅ 我的分享

 我遇到了什么样的照护难题？

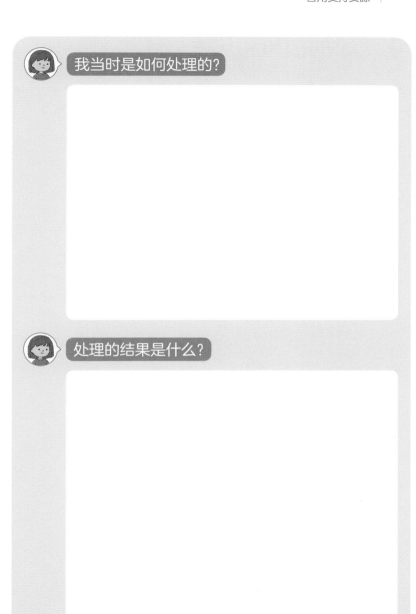

我当时是如何处理的？

处理的结果是什么？

⊘ 大家的故事和启发

姓名	案例
	好方法讨论

姓名	案例
	好方法讨论

姓名	案例
	好方法讨论

姓名	案例
	好方法讨论

姓名	案例

好方法讨论

姓名	案例

好方法讨论

姓名	案例

好方法讨论

姓名	案例

好方法讨论

✅ 照护者有权寻求支援

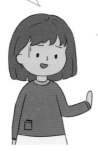

我一个人承担就好
我还撑得下去！

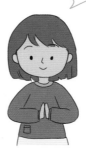

如果有更多人来帮忙
照护工作可以更棒！

对于照护者来说，＿＿＿＿＿＿＿越多，越能事半功倍！

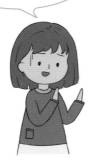

除了我
没有人能搞定他！

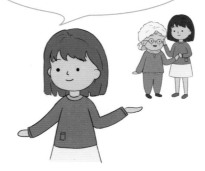

一定有更专业更有经验的人帮
我一起照看她！

照护者要相信，一定有人能帮助到我！

分享：您开始使用照护资源了吗?

- 您家里最主要的照护者是谁?
- 您家里的第二照护者是谁? 多长时间来一次帮您照顾亲人?
- 您的其他家人给您一些支持吗? 如果有，都提供哪些支持呢?
- 您家里雇用保姆或者护工了吗?
- 您所在的社区有日间活动中心可以接收痴呆老人吗?
- 未来您打算把亲人送到养老院或者老年护理医院去吗?

- 听听大家的分享

⊘ 照护者的权利

- 我有权照顾自己
- 我有权寻求他人的帮助
- 我有权维持我的个人生活和喜好
- 我有权在照顾亲人的同时，做些"只为我自己"的事情
- 我有权偶尔表达自己的情绪
- 我有权拒绝其他亲人有意无意的指责、抱怨、孤立，或者把罪恶感加诸于我
- 我有权接受他人的体谅、支持和接纳
- 我有权对自己作为一名照护者而自豪，有权为自己鼓掌
- 我有权期待、呼吁政策对痴呆患者和照顾者有更多的支持和援助

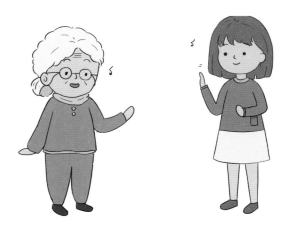

⊘ 课程总结

1. 要建立信心做一名**健康而聪明**的照护者；

2. 什么是**痴呆**，什么是**阿尔茨海默病、血管性痴呆**；痴呆会给患者带来什么样的**影响**；病程会怎么样发展，不同阶段的照护重点；

3. 与痴呆患者建立**有效沟通**的原则和方法；特别介绍了"**认可疗法**"；

4. **日常照护**的原则和技巧，尤其是如何应对常见的**生活障碍**；

5. 如何理解和应对痴呆患者的**问题行为**；

6. 为患病亲人安排**有意义的活动**。这对于早期和早中期的患者特别重要；

7. 营造良好的居家**环境**，尤其是保证**居家安全**；

8. 照护者要寻找**支持资源**，以及维护照护者的权利。

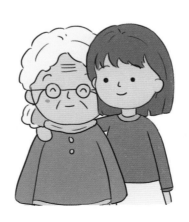

⊘ 课后工作

您需要做的是——

1. 坚持定期带患者来医院就诊；
2. 遵照医嘱，保证患者坚持服药；
3. 坚持记录照护日记；
4. 保持与辅导员的联系，坚持参加社区照护者支持团体活动。

当您需要的时候，
请及时联络我们

（请在此处填写常用认知障碍服务联络信息）

痴呆照护辅导机构：＿＿＿＿＿＿＿＿＿＿＿

联系电话：＿＿＿＿＿＿＿＿＿＿＿＿＿＿

医院记忆门诊：＿＿＿＿＿＿＿＿＿＿＿＿

联系电话：＿＿＿＿＿＿＿＿＿＿＿＿＿＿

⊘ 建议与祝福

1. 好好照顾您自己，做一名自信健康的照护者；
2. 做有知识的照护者，在实践中积累经验；
3. 寻求和利用一切可以利用的资源；
4. 接受发生的变化，在生活中多创建成功；
5. 给自己多一点肯定，坦然过好每一天。

疾病也是生命的一部分
它能让我们认识到生命的有限和时间的珍贵
如果您的家人被诊断出罹患痴呆
我们希望您能平心静气地对待
珍惜大家还能在一起度过的时光
因为生命和爱依然存在
那是我们心中最强大的力量

~~记忆与爱同行~~